DES
EAUX D'AIX

ENVISAGÉES COMME PIERRE DE TOUCHE

OU

MOYEN DE DIAGNOSTIC

DANS LES

MALADIES CHRONIQUES

PAR

Le docteur VIDAL

Médecin-inspecteur des eaux d'Aix (Savoie).

PARIS

IMPRIMERIE DE E. MARTINET

RUE MIGNON, 2.

1865

DES

EAUX D'AIX

ENVISAGÉES COMME PIERRE DE TOUCHE

ou

MOYEN DE DIAGNOSTIC

DANS LES

MALADIES CHRONIQUES

PAR

Le docteur VIDAL

Médecin inspecteur des eaux d'Aix (Savoie).

PARIS

IMPRIMERIE DE E. MARTINET

RUE MIGNON, 2

1865

EAUX MINÉRALES
D'AIX EN SAVOIE

L'action des eaux minérales agissant comme pierre de touche dans la syphilis latente est depuis longtemps le privilége presque exclusif des eaux sulfureuses. Si quelques réserves ont été faites par des hommes spéciaux et en particulier par M. Ricord, dont l'autorité est incontestable, il n'en est pas moins vrai que les hydrologistes les plus autorisés ont été unanimes sur ce point, depuis Bordeu jusqu'à nos jours.

Il est difficile d'admettre qu'une action physiologique, telle que celle qui est mise en jeu dans le phénomène en question, ne puisse jamais rencontrer au dedans ou au dehors de l'organisme aucune circonstance propre à l'enrayer dans son évolution et à en empêcher la manifestation, ainsi que l'observe judicieusement M. Durand-Fardel, page 111 de son *Traité des eaux minérales*, à propos de l'opinion de M. Ricord. Mais quelque absolu que soit le langage des hydrologistes, il n'est point en contradiction avec cette manière de voir de l'éminent spécialiste. Il faut trouver dans cette divergence d'opinion la règle et l'exception.

Loin de considérer cette propriété des eaux sulfureuses comme une propriété spéciale à celles-ci et seulement applicable à la syphilis, nous devons la regarder, au contraire, comme le résultat d'une action physiologique commune à la plupart des eaux minérales et applicable à toutes les maladies chroniques. Les eaux chlorurées, les bicarbonatées, etc., offrent, ainsi qu'on pourra s'en convaincre en lisant avec attention les monographies, les guides, les traités sur les eaux minérales, et particulièrement l'excellent livre de M. Rotureau sur les eaux de France et d'Allemagne, d'assez nombreux exemples de leur utilité comme pierre de touche dans la syphilis latente pour que tout ce qui a été dit des eaux sulfureuses leur convienne quoique à des degrés différents, c'est-à-dire en raison de leur activité physiologique.

Dans ses recherches sur l'action thérapeutique des eaux minérales, M. Léon Marchant nous dit que « toutes les eaux minérales sans exception sont essentiellement excitantes ; que l'excitation réside principalement dans l'assemblage de matières terreuses, salines et gazeuses qu'elles renferment ; que cette excitation dépend aussi de leur température lorsqu'elle dépasse la chaleur humaine ; qu'elle se manifeste par l'abattement des forces, la douleur et la fièvre ; qu'elle se manifeste dans toutes les maladies par ces caractères symptomatiques ainsi que par le rétablissement d'anciens couloirs soit sanguins ou humoraux, par l'activité des foyers en suppuration, par le développement des tumeurs, par l'apparition d'exanthèmes, par le passage d'un état chronique à un état aigu, etc., etc. »

Cette excitation thermo-minérale, si bien comprise et si bien décrite par cet auteur justement estimé, a frappé tous les bons observateurs, et le mouvement imprimé à notre organisme par la médication des eaux minérales a de tout temps inspiré des sentiments de crainte ou de confiance, parce qu'on y a vu le danger ou la vertu des eaux qui *aggravent*, car « l'excitation minérale introduite par l'usage des eaux dans l'organisme provoque un surcroît d'activité dans tous les tissus, dans toutes les fonctions, et les organes trouvés dans un état de subinflammation peuvent s'irriter activement », qui *améliorent*, qui guérissent, « car, d'un autre côté, les organes, les activités physiologiques ont un tel besoin de vie que, pour peu qu'ils soient aidés, ils rompent facilement les habitudes morbides dont le caractère est de contrarier les lois du développement organique ».

En face d'un élément aussi puissant que l'excitation thermo-minérale, aussi universellement reconnu, il convient donc de sortir du cercle trop restreint de la syphilis, qui n'en reste pas moins comme le type le mieux accusé et le plus généralement observé jusqu'à présent, et il faut envisager les eaux minérales au point de vue de la propriété qu'elles ont de faire paraître et d'exagérer toutes les manifestations diathésiques, celles qu'elles sont susceptibles de guérir, comme celles sur lesquelles elles n'ont aucune action curative.

Trouver l'agent excitateur de chaque eau, le doser convenablement, généraliser ou localiser son action, voilà le problème que tout médecin d'eau minérale doit se poser aussi bien au point de vue du diagnostic qu'au point de vue de la thérapeutique des maladies chroniques.

Pour faciliter cette étude limitée dans ce travail au cercle d'action des eaux d'Aix envisagées comme pierre de touche, il est opportun de déterminer l'action physiologique de ces eaux sur l'homme sain et sur l'homme malade, car il est utile de connaître les effets physiologiques d'une eau minérale, et il importe de les analyser pour savoir en maîtriser les fâcheux écarts, ou pour en développer l'action.

Qu'il me soit donc permis de donner ici un résumé succinct de l'action des eaux d'Aix appliquées à l'homme sain ; ce résumé sera suivi d'observations médicales prises au hasard dans le cercle des maladies que l'on rencontre le plus habituellement aux eaux d'Aix, telles que le rhumatisme, l'herpétisme, la goutte asthénique, la syphilis, etc.

I. Si nous soumettons un homme sain dans la vigueur de l'âge, 1° à l'action de l'étuve pendant dix à quinze minutes chaque jour, il éprouve une série de phénomènes qui peuvent se classer en trois périodes : phénomènes d'excitation pendant les six ou huit premiers jours, phénomènes de saturation sulfureuse, de fièvre thermale les jours suivants ; enfin, phénomènes qui arrivent après la cessation des eaux.

En entrant dans l'étuve on éprouve souvent un léger frisson ; il y a un peu d'angoisse due à la difficulté de respirer dans cet atmosphère : les inspirations sont plus larges, il faut suppléér à la raréfaction de l'oxygène, les battements de cœur deviennent plus énergiques, la tête chaude, la face colorée ; la peau se couvre ensuite de gouttelettes, il y a tension générale si l'on peut dire ainsi ; après le bain de vapeur mouvement d'expansion vers la périphérie, la respiration est plus facile, le pouls développé, mais moins dur, la peau est injectée, chaude d'une chaleur halitueuse, elle laisse exhaler une abondante sueur.

Cette fièvre factice s'apaise au bout d'une heure et jusqu'au moment où le malade doit prendre l'étuve du lendemain il y a une excitation continuée, mais dont le sujet n'a conscience que par un sentiment de force et de bien-être, parce qu'elle est répartie. La tête est légère, le travail intellectuel facile, l'appétit accru, la digestion se fait bien, les selles sont plus naturelles, la sécrétion urinaire un peu

Plus abondante, les fonctions génitales se ressentent aussi de ce réveil général, la sécrétion pulmonaire est plus copieuse, l'expectoration facile, la peau a de la souplesse et de la moiteur.

Si l'on arrêtait l'épreuve au bout de six ou huit jours la stimulation irait s'éteignant peu à peu. Si au contraire on la poursuit, la deuxième période, qui s'étend du dixième au vingtième jour, ne tarde pas à commencer, elle s'annonce par la pesanteur de tête, par le battement des tempes, par un sentiment de chaleur dans la poitrine et de picotement à la gorge, accompagné de toux et de soif vive, chaleur aussi et picotements à la peau dont la sécrétion peut être plus ou moins abondante; les autres sécrétions sont diminuées, les fonctions digestives souffrent, il y a commencement d'état saburral; c'est une fièvre, un état d'imminence morbide qui peut amener l'inflammation d'un organe, une méningite, une hépatite, une métrite, etc., s'il n'y a pas élimination ou crise par la peau ou les muqueuses pour détruire l'éréthisme.

2° Si au lieu de l'étuve on expérimente l'action de la douche, les phénomènes seront les mêmes, mais offriront plus d'intensité et surtout une perturbation plus grande.

L'étuve, en effet, porte partout son action sur la peau et sur la muqueuse pulmonaire, et secondairement sur toute l'économie par l'absorption, elle fait vibrer à l'unisson toutes les cordes de notre organisme. La douche chaude à 40 ou 42 degrés centigrades a bien aussi son action stimulante générale, car le douché est toujours plongé dans la vapeur, mais elle y joint une stimulation locale autrement énergique, produite par le jet de l'eau, la percussion, le massage. La douche s'adresse donc directement à la peau et stimule autrement que l'étuve, aussi est-elle plus difficilement supportée, toutes choses égales d'ailleurs. J'ajoute, et cette considération a pour moi une telle valeur que je préfère l'étuve tant que l'indication n'est pas purement locale, j'ajoute que la douche respecte moins que l'étuve la nature médicatrice qui détermine les crises favorables. En effet, l'étuve sature peu à peu l'économie du principe médicateur ; elle arrive sans tumulte, sans crise à cet état de saturation , la nature est libre d'agir à sa guise, de porter où elle veut, sur la peau, sur les muqueuses digestives, urinaires, pulmonaires, etc., son action médicatrice. La douche par son appel violent à la peau paraît troubler cette harmonie silencieuse. Elle commande le lieu, la nature, la quantité, le moment de l'évacuation.

Quoi qu'il en soit de cette explication je donne la préférence à l'étuve sur la douche, quand il s'agit de déterminer une action générale pas trop vive, pas trop perturbatrice. Si au contraire on avait lieu de craindre qu'une stimulation générale et diffuse ne fût dangereuse pour un organe faible, si l'on avait lieu de craindre une réaction négative de cet organe à un appel direct, il faudrait préférer la douche à un degré de chaleur moins élevé avec le moins de vapeur et de généralisation possible, il serait alors fait un appel dérivatif et limité ailleurs.

3° Le bain à 34 ou 35 degrés produit une stimulation plus légère en apparence mais elle n'en est pas moins profonde et durable ; elle est souvent accompagnée de lassitude générale et de somnolence. L'exercice du corps est une condition de tolérance que le bain réclame plus impérieusement que la douche ou l'étuve, car la soif, les battements du cœur, l'agitation, l'insomnie, ne tarderaient pas à se manifester à un assez haut degré.

4° La boisson stimule légèrement les voies respiratoires

digestives et urinaires, favorise les sueurs et aide à la saturation thermale.

Les phénomènes qui se produisent après la cessation des eaux dureront souvent plusieurs mois, ils sont une continuation de l'excitation thermale sulfureuse. Les sueurs se répètent quelquefois avec une certaine périodicité aux heures de l'étuve et de la douche. D'autres fois, c'est par un coryza ou une diarrhée prolongée que se fait la crise, c'est une poussée, etc.; enfin après des oscillations plus ou moins marquées d'abattement ou d'agitation l'équilibre se rétablit.

II. L'expérimentation physiologico-pathologique faite en vue des maladies que nous avons l'habitude d'observer nous révélera des éléments morbides prévus ou complétement ignorés à tel point qu'il sera permis de mesurer plus sûrement l'étendue ou l'intensité d'une maladie ancienne ou de s'édifier sur l'existence d'une maladie nouvelle.

Sous l'influence d'une eau minérale franchement excitante par sa composition, par sa thermalité et par son administration comme la nôtre on ne sera point surpris de voir quelques organes, par une disposition native ou acquise, manifester une susceptibilité imprévue; aussi les affections des principaux organes notamment des centres nerveux, du cœur, du foie, ne sont pas traitées à Aix par la médication directe ou substitutive, on réserve pour elles les médications révulsives et altérantes car le stimulus dirigé sur une extrémité dans un but de révulsion pourra encore éveiller une susceptibilité générale trop vive ou causer une métastase inopportune. Ce phénomène d'excitation générale, qui se fait sentir fortement sur l'organe accidentellement plus excitable a fait dire proverbialement que les eaux vont toujours à la partie malade ; à M. Marchant, que la partie malade étant toujours la plus irritée ou congestionnée, elle sent plus vivement l'excitation, elle en est ravivée ; à M. Pidoux, que les effets des eaux se font sentir plutôt sur les éléments morbides surexcités, les premiers comme étant plus irritables, que sur les éléments restés sains.

Le rhumatisme, si reconnaissable à sa mobilité, à son intermittence, à sa manière d'être, si remarquable dans sa généralisation, se limite quelquefois de manière à en imposer pour une inflammation ordinaire, une névralgie, et peut alors déterminer des lésions organiques. Ainsi le rhumatisme mono-articulaire peut amener la tumeur blanche; le rhumatisme de l'utérus, l'engorgement de cet organe, le rhumatisme des organes respiratoires, la phthisie. Il importe donc de le reconnaître sous ses diverses formes pour ne pas perdre un temps précieux dans la curation locale d'une affection essentiellement générale, le rhumatisme plus que toute autre affection diathésique peut être appelé d'un organe important sur les extrémités ou sur le tronc où il avait son siége primitif, d'où résulte la possibilité de dégager les centres nerveux, le cœur, l'estomac, etc., de ses dangereuses étreintes sans attendre les efforts de la nature, efforts irréguliers et si capricieux dans cette maladie.

Le plus souvent le rhumatisme se montre à la suite d'une manifestation franche du côté des articulations des muscles ou des nerfs, c'est-à-dire après une attaque de rhumatisme aigu ou chronique des extrémités. Le doute alors ne sera plus permis, la lésion viscérale sera facile à classer; mais quand on se trouve en face d'une de ces maladies viscérales, rebelles, opiniâtres, persistantes, résistant à tous les moyens employés pour la combattre pendant de longues années, sans antécédent rhumatismal apparent, et quand, à la suite d'une cure thermale bien faite paraît soudainement une douleur aux extrémités, quand cette apparition ou cette manifestation imprévue a pour effet de rétablir comme par enchantement les fonctions de l'organe malade, n'est-on pas en droit de conclure que la maladie était de provenance rhumatismale. Tel est le cas qui s'est présenté à mon observation, en 1847, pour la première fois.

Madame R... était atteinte d'une douleur assez constante et assez vive au creux épigastrique, les digestions étaient irrégulières et souvent accompagnées de gonflement, d'aigreur, de chaleur et d'éructations; la langue était un peu rouge à la pointe, la constipation habituelle, les règles souvent interrompues, l'amaigrissement assez notable, la toux fréquente, le sommeil agité, en un mot les troubles généraux ne le cédaient en rien au désordre local, à la gastralgie, qui datait de douze ans, et contre laquelle toutes les médications rationnelles avaient échoué quand madame R... est arrivée à Aix, où elle a pris des bains de piscine, quelques douches tièdes et un peu d'eau minérale en boisson.

Quelques semaines après ce traitement favorable et bien supporté, madame R... a été prise d'une douleur névralgique franche assez vive du bras droit, et l'estomac a bientôt repris son habitude normale. En cédant, la gastralgie nous a révélé une origine qui était restée jusqu'à ce jour pour le moins douteuse.

C'est qu'aucun dérivatif n'est aussi propre que la médication hydrosulfureuse à faire lâcher prise à la maladie ainsi fixée et à lui rendre son caractère de mobilité. Le premier effet de cette médication, l'effet physiologico-pathologique constant est de faire reparaître d'anciennes douleurs, il est souvent tellement prompt à se produire qu'après les premières opérations thermales on voit déjà éclater la diathèse latente.

Un jeune magistrat, qui éprouvait des battements de

cœur plus énergiques qu'à l'ordinaire, de l'accélération dans le pouls, une gêne douloureuse dans la région précordiale, de l'agitation, de l'inquiétude, un peu de courbature, a été envahi par un rhumatisme articulaire aigu à la suite de la seconde douche. Le cœur s'est complétement dégagé à la fin de cette attaque, qui a duré vingt et un jours.

Il est à croire que l'éclosion du nouveau symptôme diathésique ou symptôme métastatique, la névralgie brachiale, la douleur articulaire, etc., ne s'opérera pas toujours irrévocablement ni immédiatement sous l'influence de l'excitation thermale ; mais elle se produira assez constamment pour constituer une médication que l'on peut appeler avec raison médication de déplacement.

Le voile jeté sur la maladie localisée, c'est-à-dire sur la maladie examinée dès sa première manifestation, peut nous cacher un état plus grave que celui des deux malades qui viennent de faire le sujet des observations précédentes, une diathèse plus redoutable ; mais la tolérance des eaux sera toujours un guide assuré, et de nouvelles applications thermales ne seront tentées que sur la foi des premières ; car si les eaux d'Aix ont une action favorable dans les diathèses où domine l'asthénie, elles sont contre-indiquées dans celles qui affectent une marche aiguë et où prédomine une irritabilité nerveuse profonde.

L'observation suivante est un exemple de l'intolérance la plus complète pour la médication thermale.

M. P..., rhumatisant depuis de longues années, éprouve en arrivant à Aix (1862) des troubles nombreux et variés de la digestion : langue blanche, état saburral, digestions mauvaises et lentes, constipation, insommies, etc. ; il accuse en même temps l'existence d'une petite tumeur fixée sur le côté gauche de la poitrine au niveau de la septième côte, tumeur douloureuse, arrondie et mobile, plus des douleurs musculaires vagues erratiques ; il est âgé de cinquante-cinq ans environ, il a toujours joui d'une assez bonne santé, il est bien constitué. Le rhumatisme présidait-il à ces troubles digestifs, à l'existence de cette tumeur, ou bien ce malade était-il sous l'imminence d'un état diathésique plus grave? Il y avait là un inconnu qu'il était utile de dégager.

Les eaux, administrées pendant quinze jours seulement avec une grande réserve, furent très-mal supportées, le malade dût les suspendre plusieurs fois pendant ce court espace de temps. Il partit ensuite pour Lyon où il consulta le chirurgien en chef de l'Hôtel-Dieu, M. le docteur Desgranges, qui n'hésita pas à extirper sa tumeur. M. P... revint un mois après à Aix avec la lettre suivante : « Il m'a semblé que l'ablation de cette tumeur était nécessaire, ne connaissant aucune médication interne et externe qui pût en amener la résolution. L'opération, acceptée par M..., a été très-heureuse, les suites en ont été simples, bien que la recherche de ce petit noyau au milieu des tissus eût présenté quelques difficultés, la réunion a été immédiate, et l'état général n'a pas cessé d'être excellent. L'examen de la tumeur nous l'a montrée de nature fibro-plastique, c'est-à-dire de celles que l'on ne garde pas impunément, car souvent elles prennent un mauvais caractère sous l'influence des causes même les plus légères. Reste le rhumatisme, contre lequel il se rend de nouveau à Aix pour y prendre les eaux. » Signé : DESGRANGES.

La seconde cure a été aussi mal supportée que la première. Huit mois après les eaux, M. P... a succombé aux suites d'un cancer de l'estomac.

Une dame de quarante-deux ans, d'un tempérament bilieux, d'une bonne constitution, rhumatisante aussi, arrive également aux eaux d'Aix dans le même temps que le malade qui fait l'objet de l'observation précédente, avec tous les phénomènes d'une dyspepsie datant de plusieurs mois ; elle porte comme lui une tumeur arrondie, mobile, légèrement douloureuse, au sein gauche, tumeur qui la préoccupe vivement et qui ne laisse pas que de préoccuper aussi son médecin. Elle suit un traitement thermal composé de dix-huit bains de piscine de deux heures chacun environ, prend douze douches générales avec massage et sudation après la douche, n'éprouve aucune autre fatigue de ce traitement que le retour de ses anciennes douleurs, voit la tumeur du sein diminuer au point de disparaître presque complétement et quitte les eaux en ayant obtenu un résultat favorable, avec le pouls moins accéléré, la peau plus douce, moite, le sommeil meilleur, etc., au total après avoir ressenti pendant trois mois environ les effets de la fièvre thermale consécutive due à ce traitement très-actif, fièvre thermale caractérisée par lassitude, agitation, transpirations abondantes, insomnies fréquentes, exagération dans les phénomènes menstruels, etc., etc. Cette dame voit sa santé générale se rétablir, et sa tumeur, devenue tout à fait indolente, disparaît à peu près complétement.

L'intolérance des eaux d'une part, la tolérance exceptionnelle de l'autre, les effets consécutifs dans les deux cas, m'autorisent à dire que les eaux ont révélé ici l'existence de deux diathèses bien diverses, quoique semblables en apparence et manifestées par des phénomènes identiques. L'existence ancienne du rhumatisme chez les deux malades pouvait en imposer aisément; mais, chez le premier, les effets physiologico pathologiques des eaux ont manqué pour faire place à des phénomènes de surexcitation générale; chez le second les métastases ou le réveil des douleurs s'est opéré avec sa régularité ordinaire, les effets primitifs et secondaires des eaux ont été totalement différents.

Tous ceux qui ont étudié les eaux minérales où cette médication de déplacement dont on vient de voir un exemple est si fréquente, qu'elle se produit invariablement dans le cours des opérations thermales, ont pu observer que dès les premiers jours du traitement le retour ou la réapparition de tous les maux anciens commence à s'opérer et avec ce retour surviennent les métastases qui permettent en quelque sorte de sonder le fond de la constitution. Ces déplacements ne sont encore que temporaires au début du traitement, on pourra s'appliquer à les rendre permanents quand ils se feront au profit du malade.

Les maladies rhumatismales, goutteuses et herpétiques sont plus que les autres sujettes à ces évolutions qui nous révèlent leur nature et qui se font ordinairement du centre à la périphérie sans qu'il soit permis pourtant d'ériger en loi ce travail qui dépend beaucoup du mode d'aministration des eaux.

Dans ses considérations générales sur les eaux minérales, Patissier dit en parlant des métastases rhumatismales qu'elles sont fréquentes et déterminent diverses maladies. Ainsi elles produisent sur la tête des névralgies, sur les yeux des ophthalmies, sur les oreilles la surdité, sur les fosses nasales des coryzas opiniâtres, sur les gencives l'ébranlement et la chute des dents; sur le larynx l'aphonie, sur les bronches le catarrhe pulmonaire, sur le foie l'hépatite avec ictère, sur la vessie la cystite. Aujourd'hui qu'on cherche les organes souffrants on s'occupe peu de l'étiologie du malade et cependant dans le traitement des maladies chroniques on ne saurait trop tenir compte de leurs causes. Les eaux thermales prises en bains, douches, étuves, en favorisant les réactions de l'intérieur à la périphérie sont très-utiles pour rappeler au dehors le principe morbide fixé sur les viscères.

Ce que nous venons de dire au sujet du rhumatisme peut s'appliquer également aux maladies cutanées et à la goutte.

Une jeune fille de cinq ans m'a offert, en 1862, un exemple intéressant de ce diagnostic étiologique auquel Patissier attachait avec raison une aussi grande importance. Cette enfant d'un tempérament lymphatico-nerveux, d'une faible constitution était sujette à des accès d'asthme qui duraient plusieurs heures, parfois plusieurs jours, qui étaient séparés par des intervalles inégaux, offraient souvent des redoublements dans la nuit, et qui étaient suivis d'une toux fréquente, sèche, d'un caractère spasmodique. Dans les intervalles des accès l'auscultation et la percussion de la poitrine donnaient des résultats négatifs ; cependant après de longues crises la respiration devenait plus difficile en dehors de l'angle inférieur du scapulum droit, avec bruit un peu rude et plus prolongé à l'expiration, sans matité locale.

Les eaux d'Aix et de Marlioz lui ont été administrées simultanément sous forme de boisson, d'inhalations et de bains de piscine prolongés. Au vingt et unième jour de la cure, sans circonstance particulière survint une éruption vésiculeuse ressemblant à une poussée sur la région thoracique, l'asthme diminua d'abord et disparu ensuite complétement au bout de quelques jours, les eaux ont néanmoins été continuées pendant quelque temps encore afin de favoriser le développement de la maladie cutanée qui s'était étendue autour des oreilles sous la forme d'un eczéma ; l'enfant est partie tout à fait délivrée de son asthme dont l'origine n'était plus douteuse.

La goutte anomale irrégulière des viscères des centres

nerveux nous en imposera plus souvent encore que les
autres maladies, parce que les désordres viscéraux qu'elle
entraîne sont une cause puissante d'atonie pour le malade
qui en est affecté et qui lutte alors entre son irritabilité
diathésique et l'impuissance réactionnelle qu'on remarque
souvent dans les maladies qui atteignent les profondeurs
de l'économie, telles que la goutte, la scrofule, etc. Fati-
gues, lassitudes, pesanteurs, roideurs, douleurs vagues,
tantôt aiguës, tantôt sourdes, palpitations, vertiges, dys-
pepsies, hémorrhoïdes, abaissements, pertes, etc., etc.,
avec ou sans fièvre. Tels sont les troubles nombreux qui
dominent continuellement l'organisme de certains goutteux, qui le menacent, qui l'altèrent sans qu'il soit possible
d'en découvrir l'origine, tous les tissus, toutes les régions,
tous les organes sont successivement atteints sans qu'il
soit permis de fixer la lésion, les malades portent eux-
mêmes les nombreux certificats du doute qui règne sur
leur état dans l'esprit des somnités même de la science,
et soumettent à l'appréciation de praticiens moins autorisés
des avis bien différents, souvent même opposés.

On sera surpris de voir céder, comme par enchantement,
à l'usage des eaux sulfureuses, une ménorrhagie trop abondante chez une malade irritable, susceptible, fréquemment
sujette à la fièvre ; à mesure que l'effet tonique et stimulant
de la médication commence à venir en aide à l'organisme,
la menstruation se régularise, le pouls se calme, la dé-
charge, comme dirait M. Baumes, qui s'opérait trop abon-
damment sur l'utérus, cesse ; l'organisme reprend ses
droits, les jetées humorales se font sur leur lieu d'élection,
une douleur franchement aiguë paraît, et l'on reconnaît
l'existence de la goutte, les reins se mettent aussi parfois à
sécréter les produits de la diathèse : *Dolor amarissimum*

naturæ remedium (Sydenham); les équivalents pathologiques (M. Pidoux).

De pareils faits se reproduisent fréquemment, et nous
démontrent clairement que les indications des eaux sont
encore bien obscures et ignorées; car, pour un grand
nombre de praticiens habiles, goutte, hémorrhagies, vertiges, etc., excluent d'une manière trop absolue l'idée d'une
eau sulfureuse thermale, telle que celle d'Aix par exemple,
où la goutte asthénique se rencontre si fréquemment; la
sthénie ou l'asthénie, les nuances ou les phases diverses
que subissent les diathèses, nous seraient un meilleur
guide.

Je reviens à mon sujet pour dire qu'il serait facile de
multiplier les faits dans lesquels ces eaux nous ont servi de
pierre de touche en se reportant à cette époque où la
douche chaude et l'étuve ont été en trop grand honneur
dans l'établissement thermal d'Aix, où la fièvre thermale
succédant aux eaux était l'habitude; on trouverait peut-
être de nombreux et surtout de trop funestes exemples de
l'action révélatice de ces eaux. Mais ce n'est point à une
médication trop brusque que nous devons demander des
éclaircissements utiles, les eaux minérales parlent sans être
aussi violemment interpellées et elles peuvent nous révéler
des détails souvent précieux sans constituer une médication
dangereuse et redoutable.

Ainsi l'on pourra voir sans effroi, vers la fin d'un traitement modéré de bains et de douches dirigé dans le but de
combattre une sciatique, un lombago, etc., survenir des
coliques néphrétiques suivies de l'émission d'un calcul,
parce qu'on découvrira en même temps une indication
thérapeutique nouvelle à remplir vis-à-vis du malade qui a
besoin d'être éclairé sur l'existence d'un principe ou d'un

élément nouveau qu'il est utile de ne pas méconnaître. Si l'on avait à établir un parallèle entre la crise thermale que j'appellerai crise prématurée et la crise plus longue, plus douloureuse, plus inquiétante qui serait survenue des mois ou des années plus tard, l'avantage serait tout à la première.

En 1863 seulement, j'ai eu à enregistrer quatre faits de ce genre ; l'émission de calculs de diverses grosseurs a été rapide et peu douloureuse.

M. V..., venu aux eaux d'Aix pour le traitement d'une goutte chronique, a vu paraître, au bout de dix jours de traitement, un érysipèle auquel il est sujet depuis longues années ; l'apparition de cet érysipèle, prévu et annoncé d'avance à M. V..., ne devait point être envisagé comme un incident fâcheux, car il était certain que sa durée serait un peu moindre que celle de l'affection qui se produisait chez lui à des époques déterminées. Il arrive souvent que cette évolution anticipée entraîne avec elle une résolution complète et définitive de la maladie.

Le retour des fièvres intermittentes anciennes, retour fréquent pendant l'usage des eaux, trouvera dans celles d'Aix sinon un succédané au moins un adjuvant précieux de la médication spécifique. La santé générale, sérieusement compromise par des indispositions nombreuses, n'aura qu'à gagner à la découverte de cette inconnue.

Souvent une crise hémorrhoïdale inattendue, imprévue même, vient opérer la guérison d'une paralysie qui était de nature à inspirer les plus graves inquiétudes. Combien y a-t-il de paraplégies dont la guérison seule est venue valider ou infirmer le diagnostic ! ! !

Le mode d'administration des eaux joue un grand rôle dans les résultats que l'on doit en attendre. Je ne connais pas de préceptes dont le sens soit plus profondément vrai que ceux que nous a dictés le savant inspecteur des Eaux-Bonnes. « Il faut les administrer longtemps à doses régulières progressives et entrecoupées par des intervalles en quelque sorte méthodiques, nous dit M. Pidoux ; il faut les semer patiemment dans l'organisme, à des temps déterminés, afin de favoriser leur incubation, la génération et la maturité de leurs effets thérapeutiques. »

Cette incubation thermale favorisera souvent le développement de l'organisme tout entier et aidera le mouvement de croissance, un instant suspendu chez des êtres faibles et languissants, il présidera aussi à l'établissement de la menstruation quand les organes refusent de répondre au stimulus de la vie, à la crise de la puberté.

A côté de ces importants phénomènes de l'ordre physiologique, on ne sera plus surpris de voir l'excitation thermale révélatrice se manifester dans la syphilis. Le temps d'incubation que demandent les diathèses est souvent assez long, mais pour cette maladie les manifestations seront promptes. Il faut l'attribuer aux effets particulièrement excitants des eauxsulfureuses dans la syphilis et au besoin qu'elle a de se produire au dehors. Dans l'énumération des causes multiples qui sont propres à favoriser ce développement de la syphilis larvée, Hunter, Swediaur, Biett, etc., M. Prosper Yvaren et la plupart des syphilographes ont déjà fait jouer un rôle important aux eaux sulfureuses. Et les doctrines de M. Ricord sur l'évolution de la syphilis viennent confirmer cette opinion : « Les influences qui peuvent modifier le développement naturel de la maladie et troubler la succession normale des accidents sont nombreux, dit M. A. Fournier (p. 104, *Leçons sur le chancre, etc.*). Les conditions diverses de la constitution, les dispositions variables des tissus, les particularités innombrables tenant au sexe, à l'hygiène, au climat, au tempérament du sujet, les traitements suivis par les malades, etc., voilà autant d'influences dont il faut tenir un compte sérieux comme pouvant exercer une action considérable sur le développement prompt ou tardif des manifestations morbides ; toutes considérations qui n'avaient point échappé à l'esprit pénétrant de Hunter. »

Pourquoi refuser aux eaux minérales une action que l'on accorde à tant d'agents différents, quand cette action est établie par des faits nombreux et authentiques.

On ne saurait trouver un exemple plus propre que le suivant à démontrer l'activité des eaux d'Aix et la promptitude avec laquelle elles démasquent la syphilis. Il se classe à côté de ceux que mon collègue et ami, le docteur Lambron, inspecteur des eaux de Luchon, a cité comme appartenant à la série des accidents primitifs de la syphilis. « Charles Bordeu, dit-il (p. 592), a le premier montré que les chancres étaient aggravés ou tout au moins entretenus par l'emploi des eaux sulfurées. »

« Les observations de Dassier, Astrié et Pegot sont venues sanctionner ce fait. Pour ma part, j'ai vu dans trois cas le cancroïde avoir beaucoup de peine à se cicatriser ; dans deux cas le chancre infectant passer très-vite à l'induration et les syphilides rubéoliques apparaître en moins de cinq semaines au lieu de trois à six mois suivant les lois de notre savant maître Ricord. » M. Lambron à Luchon, et M. Lebret à Baréges, ont eu à enregistrer des faits nouveaux très-importants depuis l'époque où cette opinion a été émise par le premier de ces deux hydrologistes estimés.

Le malade qui fait l'objet de mon observation est arrivé à Aix le 19 juin, avec la note suivante de M. Diday : « M. C...

a eu un bubon d'emblée simple en mars ; un peu d'engorgement persiste. Plus récemment, le 27 mai, il a eu deux chancres, l'un aujourd'hui cicatrisé sans induration ; l'autre, qui est devenu induré et qui s'est accompagné d'une adénopathie spécifique.

» Aujourd'hui il va à Aix sous le coup d'une syphilis.

» Mon principe étant d'attendre que les accidents secondaires éclatent avant de décider, oui ou non, si un traitement spécifique sera nécessaire, je soumets à mon confrère l'avis d'employer le pouvoir antisyphilitique direct des eaux d'Aix de la même manière que tout praticien, en pareil cas, jugerait sans doute à propos d'employer activement le mercure. Ainsi douches sur le bubon droit, étuves, boisson d'eau de Marlioz et ajournement de tout traitement pharmaceutique intérieur, dont l'opportunité sera appréciée d'après les accidents qui surviendront au terme attendu.

» *Signé* DIDAY.

» Lyon, ce 18 juin 1863. »

M. C... est âgé de vingt-cinq ans, lymphatique, nerveux, d'une assez bonne constitution ; né de parents goutteux et rhumatisants, il est rhuma isant lui-même. Il a eu, en 1858, un chancre sans accidents consécutifs, mais il a conservé depuis lors de l'*herpes præputialis*. A l'arrivée du malade à Aix, la surface cutanée et la cavité buccale, examinées avec attention, n'offrent rien de particulier ; la peau est nette, les amygdales sont un peu plus rouges et plus tuméfiées que dans l'état ordinaire. Je conseille le bain

sulfureux et l'étuve pris alternativement de deux jours l'un.
Au deuxième jour, le malade se plaint d'éprouver de l'agitation, de l'insomnie et des douleurs assez vives localement;
au huitième jour, les phénomènes augmentent, il s'y joint
de la céphalalgie et une perte d'appétit complète : je me
vois forcé de suspendre, et j'examine de nouveau M. C...,
chez lequel je découvre une roséole commençante, mais
assez manifeste.

En face de ce symptôme nouveau et de l'intolérance
complète des eaux, je n'hésite pas à suspendre le traitement
thermal.

M. C... part alors pour Lyon et va de nouveau se sou-
mettre à l'examen de M. Diday.

Huit jours après le départ du malade, par un concours
heureux de circonstances, M. Bianchy, chirurgien interne
de l'Hôtel-Dieu de Lyon, qui était aux eaux d'Aix, voulut bien
se charger de voir M. Diday pour m'exprimer ensuite son
opinion. Je transcris textuellement la lettre qu'il m'écrivit.

« Conformément à l'avis que vous m'aviez donné, je me
suis empressé, à mon arrivée à Lyon, de voir M. Diday
pour avoir des nouvelles de M. C... M. Diday m'a fort obli-
geamment donné tous les détails et renseignements dési-
rables qui peuvent se résumer ainsi :

» M. C... est revenu d'Aix avec une roséole très-accusée
qui présentait tous les caractères de la spécificité. Cette
éruption symptomatique de la période constitutionnelle
s'est montrée bien avant l'époque ordinaire d'apparition
des phénomènes secondaires : il est donc avéré, dit
M. Diday, que les eaux ont accéléré l'évolution des sym-
ptômes constitutionnels de la syphilis; c'est un point qui,
dans ce cas particulier surtout, ne peut être l'objet d'aucun doute. Quant aux phénomènes locaux, ils ont varié

et se sont compliqués d'un nouveau bubon assez douloureux....

» Signé BIANCHY,
» Interne des hôpitaux de Lyon. »

Ce fait est entouré des circonstances les plus intéressantes et les plus rares ; il n'est pas toujours facile, en effet, de connaître les résultats des eaux et de s'entourer de témoignages aussi importants. La cessation complète des eaux, l'usage de quelques bains émollients auraient promptement fait justice des accidents d'excitation thermale qui se sont produits chez notre malade, il eût pu commencer son traitement spécifique, et alors les eaux, de pierre de touche qu'elles étaient, seraient devenues un adjuavnt précieux de la médication mercurielle.

C'est donc une erreur de croire et c'est surtout un tort d'écrire, ainsi que l'a fait un de mes collègues, que l'intolérance des eaux doit persister malgré le traitement spécifique. Les eaux ne se trouvent plus en face des mêmes éléments, elles remplissent des indications différentes ; c'est vouloir leur faire jouer un rôle contradictoire que de supposer que leurs effets physiologico-pathologiques resteront les mêmes en face d'un organisme imprégné de syphilis ou d'un commencement de saturation mercurielle.

Le doute est tellement autorisé en matière de syphilis que souvent les médecins les plus expérimentés ne peuvent établir leur opinion que sur une somme de probabilités dont la valeur varie suivant les circonstances propres à chaque fait particulier. Le diagnostic à postériori est alors imposé, car il peut servir, comme nous disent les auteurs du *Compendium*, à l'établissement d'une médication préventive. Nul n'hésite alors à recourir aux moyens d'investigations que fournissent les eaux minérales.

En juillet 1862, je reçus de Paris les lignes suivantes de M. le professeur T., à l'occasion d'une malade atteinte pour la première fois de douleurs, en septembre 1861, après huit mois d'allaitement, malade qui avait eu deux ans auparavant un premier enfant qu'elle n'avait pas nourri.

« ..... Madame G... se rend à Aix sur mon conseil et va demander la guérison d'une affection très-rebelle et passablement obscure pour laquelle elle m'a fait l'honneur de me consulter. Cette jeune dame, qui achevait de nourrir un second enfant, a été prise de douleurs très-vives dans les membres inférieurs, douleurs ostéocopes en apparence, nocturnes et périodiques. Nul autre indice de spécificité à quelque degré que ce fût. J'ai cru voir la trace d'un érythème noueux qui s'effaçait et qui aurait expliqué des douleurs rhumatoïdes, j'ai administré le sulfate de quinine et quelques bains de vapeur ont fait du bien. J'ai aussi fait cesser l'allaitement à cause de la facilité avec laquelle il favorise le rhumatisme chronique des femmes. « Avec un régime reconstituant et du temps, les douleurs se sont calmées ; mais il reste au devant d'un des tibias une périostose non douloureuse sur laquelle il faut mettre un point d'interrogation, quoique je reste fort peu porté à admettre une affection que *rien absolument* ne pourrait faire soupçonner. Les remèdes spécifiques employés avant moi avaient exaspéré plutôt qu'amendé ; dans tous les cas vos eaux me paraissent souveraines pour éclairer cette question douteuse.

» Madame G. a pris des bains et des douches générales avec massage et frictions, elle a bu de l'eau de Challes à la dose d'un verre par jour. Au huitième jour du traitement, les douleurs ont reparu et se sont exaspérées, la tumeur du tibia a augmenté de volume, il y a eu de l'agitation, de l'insomnie, un peu d'état saburral, de la fièvre, etc. J'ai continué néanmoins l'usage des eaux, mais avec l'addition de l'iodure de potassium à l'intérieur. Le médicament administré à la dose de 20 gram., sur 500 gram., a été parfaitement toléré contrairement à ce qui s'était passé précédemment. La malade a dès lors parfaitement supporté son traitement sans la moindre manifestation, sans aucune métastase, ce qui n'eût pas eu lieu, si nous avions eu à combattre un rhumatisme ; la périostose a diminué assez sensiblement, enfin la tolérance des eaux a été telle qu'au bout d'un mois madame G. est partie dans les meilleures conditions et avec diminution *très-notable* de la tumeur. »

L'allaitement a été cité par M. P. Yvaven comme une des causes propres à développer la syphilis, quelle que soit l'obscurité qui règne sur les antécédents de cette maladie *héréditaire* ou *acquise*, la nature de la périostose n'est plus douteuse aujourd'hui.

Le malade qui fait le sujet de l'observation suivante, est arrivé aux eaux d'Aix le 15 juin, porteur de la lettre ci-jointe de mon collègue et ami le docteur Lassaigne, médecin à Saint-Félicien (Ardèche).

« ..... M. S. offre un de ces problèmes médicaux que la science a quelquefois bien de la peine à résoudre.

» Nous avons voulu avoir l'opinion de M. Diday sur ce cas difficile, et son diagnostic a été réservé comme le mien. Après avoir usé d'une médication spécifique, qui dans tous les cas était ordonnée, sans amélioration appréciable, nous vous l'avons adressé pour que sous l'influence de vos bien-

faisantes eaux, le jour se fasse, la vérité apparaisse et l'état
de mon client s'améliore.

» *Signé* LASSAIGNE. »

» 7 juin 1863. »

. . . .

M. S. a contracté, en mai 1862, un chancre survenu le
lendemain du coït et guéri au bout de trois jours par la cau-
térisation au nitrate d'argent. Quinze jours après l'accident
primitif, tache à la peau et mal à la gorge, traités immédiatement avec le proto-iodure de mercure, 40 pilules.
Guérison apparente et malgré cela traitement de l'iodure
de potassium, pendant plusieurs mois. Engorgement sous-
maxillaire survenu pendant ce traitement ioduré. Dix mois
après l'accident primitif, fièvre typhoïde grave pendant
laquelle on fait à la base du thorax près du sternum gauche,
une application de sangsues, qui est suivie d'un gonflement
douloureux et qui se termine au bout de 25 jours par un
abcès d'où sortent bientôt des esquilles. Peu de temps
après survient un gonflement semblable au devant du tibia,
terminé comme le précédent par un abcès avec sortie
d'esquilles. Presque en même temps, croûtes dans le nez
et chute des cheveux. Traitement à l'iodure de potassium à
la dose de 1 à 2 grammes par jour, aussitôt que la guérison de la fièvre typhoïde est parfaitement opérée.

A l'arrivée du malade à Aix dans les conditions ci-dessus
décrites, c'est-à-dire avec les deux abcès, je fais suspendre
l'iodure dont M. S. faisait usage à très haute dose depuis
cinq mois consécutifs ; le traitement sulfureux seul amène
une amélioration notable pendant les 12 premiers jours ; au
bout de ce temps, quand les effets de la médication spéci-

fique sont épuisés, les eaux exaspèrent les phénomènes locaux, et l'excitation générale se traduit par le réveil des douleurs locales, la perte du sommeil, de la céphalalgie, un peu de fièvre, etc. On revient alors à l'iodure conjointement avec les eaux, et tout cède rapidement, la cicatrisation des deux plaies s'opère avant le départ du malade qui est resté 40 jours à Aix.

L'évolution de cette syphilis galopante dont le symptôme initial n'a aucun des caractères du chancre infectant, l'absence d'adénopathie, l'ordre de succession dans ces phénomènes, la complication typhoïde, l'insuccès de l'iodure de potassium, les signes bien accusés de la syphilis, tout est de nature à jeter du doute dans l'esprit. Sous l'influence des eaux, au contraire, on observe d'abord la tolérance qui est due à la saturation iodée, bientôt après les eaux ne se trouvent plus en face que de l'élément virulent, leurs effets physiologico-pathologiques ne tardent pas à se faire sentir, en dernier lieu la tolérance parfaite du médicament et des eaux, la guérison rapide ne permettent plus le doute. Les reliquats strumeux de la fièvre typhoïde ne marchent pas aussi promptement vers la guérison et ne subissent point de la même manière l'action thermo-minérale.

Je termine cette dissertation par une observation dans laquelle l'évolution de la diathèse s'est opérée environ deux mois après les eaux. Rien ici ne pouvait faire soupçonner l'existence de la syphilis.

M. M... est venu faire usage des eaux d'Aix en 1862 pour une maladie du genou gauche caractérisée par un gonflement modéré de l'articulation avec un peu d'épanchement de synovie, de la douleur et de la gêne dans les mouvements, maladie localisée, venue sans cause appréciable et remontant à six mois environ. Comme antécédents, MM... a eu il y a dix à douze ans des écoulements gonorrhéiques et des chancres, suivis de maux de gosier pour lesquels il a fait un traitement mercuriel et ioduré, mais il n'a ressenti aucune atteinte de cette ancienne affection, de plus il est marié depuis trois ans et père d'un enfant bien portant.

Les eaux d'Aix prises avec ménagement ont été assez mal supportées et fréquemment interrompues à cause des phénomènes fébriles qu'elles occasionnaient, et M. M... est parti au bout de vingt-huit jours sans amélioration, ce qui n'eût pas eu lieu dans le cas d'une arthrite simple. Deux mois après, M. le docteur Follin, appelé à lui donner des soins pour des douleurs ostéocopes, intenses et accompagnées de phénomènes généraux assez sérieux, n'a pas tardé à reconnaître l'existence d'une tumeur blanche syphilitique, dont une médication spécifique prolongée a fait complétement justice (1). Ce malade est revenu cette année, parfaitement guéri en apparence et marchant bien, pour subir une seconde épreuve.

Les eaux ne se comportent donc point vis-à-vis des accidents secondaires ou tertiaires de la syphilis comme en face du rhumatisme, de l'herpétisme et de la goutte, et elles nous servent à dégager les uns des autres ces divers éléments pathologiques qu'il est souvent si facile de confondre.

Le fait de l'action révélatrice des eaux est donc exact, et il ne s'agit que d'en déterminer les proportions. La pratique d'un syphilographe justement estimé pourra servir de règle à cet égard. M. Rollet s'exprime ainsi, page 596, *Thérapeutique des maladies vénériennes :*

(1) Ces détails m'ont été donnés par M. Follin lui-même.

« Dans la syphilis latente, l'indication à remplir est donc des plus évidentes : provoquer les manifestations de cette syphilis qui se cache afin d'avoir prise sur elle avec les anti-syphilitiques une fois qu'elles sont apparentes, et quant aux moyens de remplir cette indication, il y en a plusieurs, mais le plus simple et le plus efficace est l'emploi de bains exci-tants. Je dois dire que telle est en effet la conclusion où m'a conduit une expérience personnelle, et que depuis longtemps je fais grand usage à cette occasion de bains de vapeur et de bains sulfureux. »

Invoquant enfin les lois de l'analogie, on se demandera pourquoi les eaux d'Aix qui réveillent avec tant d'intensité les phénomènes apparents des diathèses, qui les exaspèrent d'une manière si manifeste resteraient impuissante en face d'un état latent ? Si les entraves qui empêchent les mani-festations sont parfois invincibles dans la plupart des cas, les phénomènes latents subiront les mêmes lois que ceux qui sont manifestes, leurs conditions dans l'organisme n'offrent point pour nous une différence possible ou appré-ciable. Lorsqu'une diathèse est en puissance, dit M. Ri-cord, il suffit d'une cause occasionnelle souvent légère pour qu'elle entre en action, c'est-à-dire pour qu'une manifes-tation se produise dans la spécificité de l'état morbide.

Conclusions.

Des faits plus nombreux n'ajouteraient rien à l'impor-tance de ces faits isolés que j'ai pris au hasard, et que j'ai posés comme des types que l'on rencontre tous les jours non-seulement aux eaux d'Aix, mais à presque toutes les eaux minérales et aux eaux sulfureuses particulièrement.

Ils prouvent suffisamment l'action révélatrice des eaux sans déterminer absolument la limite de cette action qui ne peut être connue exactement ou précisée qu'au moyen de statistiques nombreuses qui sont presque irréalisables.

Toutes les observations bien faites qui nous donnent les résultats physiologico-pathologiques des eaux et toutes les monographies écrites sur les eaux fourmillent d'exemples avorables à cette opinion, surtout à l'endroit du rhumatisme et de la goutte.

L'excitation thermale, les phénomènes physiologiques et physiologico-pathologiques ont été trop étudiés et sont trop universellement reconnus, pour que l'on puisse contester leurs résultats.

Les métastases, les déplacements, les évolutions organiques, nombreuses et variées, qui sont les effets ordinaires des eaux d'Aix, autorisent donc à dire que si elles ne sont pas une pierre de touche infaillible, elles sont au moins un moyen puissant de diagnostic ; elles vont, comme on l'a dit des eaux minérales, heurter à toutes les portes ; elles viennent ainsi en aide à une sémiotique souvent insuffisante, surtout dans les maladies chroniques qui sont liées à l'asthénie.

Cette excitation, qui tient à Aix à la composition de l'eau, à sa thermalité, à son mode d'administration, est souvent telle qu'elle peut constituer un danger dans l'application de ces eaux.

L'action révélatrice se produira cependant sans qu'il soit utile de recourir à des formules dangereuses.

C'est surtout après l'administration des eaux que leurs effets se produisent ; il faut en effet leur donner le temps nécessaire à l'incubation de toutes les transformations organiques importante.

Dans quelques maladies, dans les syphilis par exemple, les manifestations sont quelquefois très-promptes et des plus faciles à reconnaître.

Aix, ce 1er mars 1865.

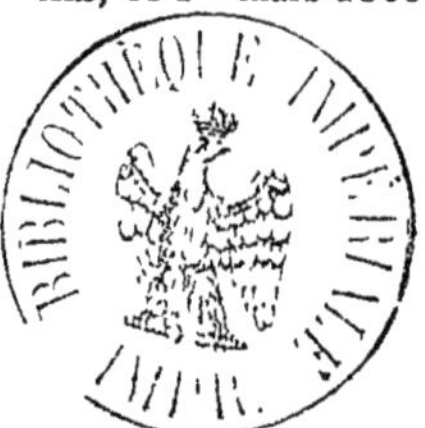

Dr VIDAL,

Médecin inspecteur des eaux d'Aix (Savoie).

Paris. — Imprimerie de E. MARTINET, rue Mignon. 2.

www.ingramcontent.com/pod-product-compliance
Ingram Content Group UK Ltd.
Pitfield, Milton Keynes, MK11 3LW, UK
UKHW022319170726
13837UKWH00005BA/2071